RÉFLEXIONS

SUR LE

CHOLÉRA-MORBUS DE L'ASIE,

ÉPIDÉMIQUE A NANTES,

EN 1832,

Lues à la Section de Médecine de la Société Royale Académique du département de la Loire-Inférieure,

EN JANVIER 1833,

Et consignées dans la 33.e Livraison de son journal,

par M. PRIOU, docteur en médecine,

Membre de plusieurs Sociétés savantes.

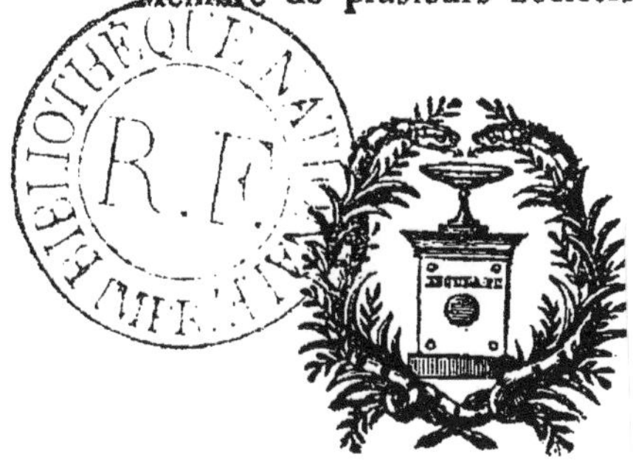

A NANTES,

DE L'IMPRIMERIE DE MELLINET.

1833.

Priou.

A M. le professeur Broussais.

Mon travail sur le choléra-morbus épidémique ayant mérité votre approbation, doit obtenir celle des médecins physiologistes dont vous êtes le digne chef. Dès-lors, je n'ai plus rien à désirer, et mon but est rempli.

A M. Ferdinand Favre,

Chevalier de la Légion-d'Honneur.

Pendant l'existence du choléra-morbus épidémique à Nantes, vous avez fait paternellement, comme Maire de cette cité, tout ce qu'il était en votre pouvoir de faire pour en atténuer les funestes effets, et je m'estime heureux d'être un des premiers à vous en exprimer publiquement toute ma reconnaissance.

J'ai l'honneur d'être, Messieurs, votre très-humble serviteur.

J.-B.-E. PRIOU.

RÉFLEXIONS

SUR LE

CHOLÉRA-MORBUS DE L'ASIE,

ÉPIDÉMIQUE A NANTES,

EN 1832.

« Respectons nos pères et nos devanciers: un » tel sentiment est trop digne d'éloges pour » qu'on puisse jamais le blâmer; mais profi- » tons de leurs découvertes, rejetons leurs » erreurs, et faisons comme eux, quand ils fai- » saient bien : marchons vers la lumière et » l'instruction. »

» Sans la médecine, la bienfaisance peut beau- » coup contre le choléra, sans la bienfaisance » la médecine ne peut rien. »

L'épidémie de choléra-morbus qui est venue sévir jusque dans notre occident, après être sortie, en 1817,

---

(1) Ce travail a été adressé à M. le Ministre du commerce et des travaux publics, en octobre 1832, par M. Duval, préfet de la Loire-Inférieure.

de l'Inde, son berceau; et, cela, sans avoir perdu ni sa malignité, ni son identité, ni sa physionomie caractéristique, est une des plus graves qui aient désolé le monde. Encore quelques années, et peut-être elle aura parcouru toute la surface du globe. Elle s'est étendue dans la Haute-Egypte (1), et elle règne maintenant dans les Etats-Unis d'Amérique. Mais, une des circonstances les plus extraordinaires, et qui n'avait pu être notée, à moins que l'épidémie noire et dévorante de 1348, qui enleva les deux tiers de la population, ne fût un vrai choléra, ainsi que le croit M. Broussais, c'est qu'elle se soit acclimatée dans les régions septentrionales de l'Europe. « Cette circonstance a beaucoup étonné et a dû nécessairement établir une distinction frappante entre le choléra et la fièvre jaune qui n'aborde jamais des pays froids; du moins, si elle paraît dans les régions tempérées, c'est seulement pendant l'été; et, d'ailleurs, elle s'y éteint et ne se propage jamais. La fièvre jaune a besoin d'un aliment local pour se développer; c'est celui de la chaleur avec des émanations animales, putrides jusqu'à un certain point. Le choléra, au contraire paraît être affranchi de ces nécessités; il n'a respecté aucun pays (2). » Au reste, ce qui a pu favoriser le développement du choléra-morbus en Russie, c'est que, de mémoire d'hommes, la température n'y avait été aussi élevée qu'en 1831.

Jusqu'à présent, rien n'a paru capable d'arrêter la marche désastreuse du choléra-morbus de l'Asie. Il a franchi toutes les barrières que la nature et la sollicitude des gouvernements avaient opposées à sa fureur. Ainsi, d'une part, les chaînes de montagnes les plus élevées, les fleuves rapides, les mers les plus étendues, et, de l'autre, les cordons de troupes, le blocus des villes, les quarantaines contre les provenances des pays infectés,

---

(1) Là, nous le disons avec orgueil et plaisir, des médecins français, entre autres MM. Clot et Rivière, se sont distingués par leur dévouement et leur courage pendant la durée de la maladie.

(2) V. M. Broussais. Le choléra-morbus épidémique observé et traité selon la médecine physiologique. Paris 1832.

les lazarets et la séquestration des personnes malades, n'ont point été des obstacles insurmontables pour la propagation de cette affreuse maladie. Dans le long trajet qu'elle a parcouru, elle a attaqué indistinctement les personnes des deux sexes, de tous les âges, de toutes les conditions et dans toutes les dispositions morales ou morbides ; elle a régné sous toutes les latitudes, dans toute espèce de localités, par tous les temps, avec tous les rumbs de vent. On l'a vue cent fois plus terrible *que la guerre, en ce sens que la valeur inutile tomba à ses pieds* (1).

De ce qui précède, on serait donc en droit de conclure, et c'est notre avis, que toute espèce de précautions pour se garantir du choléra-morbus sont inutiles, et que les moyens quarantainaires, les cordons sanitaires, par exemple, sont plus nuisibles qu'utiles, puisqu'en rendant les communications difficiles, ils paralysent le commerce et l'industrie, gênent les travaux, élèvent le prix des denrées, absorbent les revenus publics, deviennent la cause de désordres en aigrissant les esprits, et sèment l'épouvante : on sait quelle pernicieuse influence l'oisiveté et surtout la peur ont exercée sur la production du choléra ! *Metus mortem anticipat.* Mais le moyen, je vous prie, d'empêcher tel ou tel individu de ne pas être tourmenté par la crainte d'avoir une maladie aussi horrible que le choléra ?

La plus grande difficulté qu'offre l'étude du choléra-morbus est, sans contredit, sa cause productrice, qui nous sera peut-être toujours cachée.

« Heureux le sage instruit des lois de l'univers ! (2) »
De tout temps la cause essentielle ou la puissance qui produit les grandes épidémies a été un des problèmes de la médecine la plus difficile à résoudre. Est-il raisonnable de penser que les éléments du choléra-morbus répandus dans l'espace sont inhérents à certaines modifications de la constitution atmosphérique que la faiblesse de nos sens ne nous permet pas d'apprécier, et qu'il

---

(1) Expression de M. Lemasson.
(2) Delille.

faut nécessairement être actuellement dans les conditions indispensables pour le contracter ? mais comment se fait-il que l'air qui entoure les cholériques (quelques médecins ont admis une atmosphère cholérique), soumis à l'analyse par nos plus habiles chimistes, ait offert tous les éléments constitutifs de l'air le plus pur ? D'un autre côté, en supposant que des miasmes délétères, imperceptibles, insaisissables, s'introduisent dans le corps humain (1); en un mot, qu'il y ait empoisonnement miasmatique qui, en diminuant l'irritabilité générale, et en rendant l'hématose incomplète, amène la prostration et l'extinction de la chaleur vitale, comment se fait-il que la cavité du bas-ventre soit plutôt que celle de la poitrine, par exemple, qui est toujours en contact avec l'air extérieur ou ambiant, le siége primitif du choléra-morbus, si promptement destructeur de l'homme le plus robuste (2).?

Encore une fois, si la cause première de cette épidémie réside dans l'air, pourquoi n'atteint-elle qu'un certain nombre d'individus ? Avouons-le, le mot de l'énigme nous échappe ici comme sur tant d'autres points. Aussi, plusieurs écrivains se trouvant dans l'impossibilité de pouvoir arriver à la solution d'une question aussi ardue, ont-ils tranché la difficulté en invoquant le *quid divinum* (d'Hippocrate). Toutefois, peu importe que nous ignorions quelle est la cause efficiente du choléra-morbus, pourvu que nous puissions parvenir à le guérir.

Quant à la nature du choléra-morbus, elle nous paraît être bien évidemment inflammatoire. Nous avons beau chercher, rien autre chose que l'irritation de la

---

(1) L'opinion qui faisait dépendre la cause du choléra-morbus de la présence d'animalcules répandus dans l'air n'a pas eu de crédit chez nous. C'est alors que le voile oriental eût été un bon préservatif du choléra.

(2) « L'état spasmodique ou de concentration peut être porté assez loin, dit M. Lemasson, et laisser le cerveau dans un dénûment d'influx vital assez complet pour produire la mort en quelques minutes comme on l'a vu dans l'Inde. » De là vient l'expression d'apoplexie cholérique, employée, je crois, par quelques médecins, pour désigner un choléra promptement mortel.

muqueuse-gastro-intestinale, qui est bientôt sympathiquement perçue par le système nerveux, ne nous paraît capable de pouvoir déterminer une concentration aussi active et aussi abondante de fluides vers les organes digestifs que celle qui a lieu dans cette maladie. *Ubi stimulus. Ibi fluxus.* D'ailleurs les autopsies cadavériques ne montrent-elles pas des traces sensibles d'inflammation dans toute l'étendue du canal alimentaire? Et si l'on trouve des causes de mort dans d'autres organes que ceux de la digestion, sont-elles bien l'effet du choléra? On a répété que la nécroscopie ne faisait souvent découvrir aucune altération sensible dans le bas-ventre après le choléra-morbus. Nous doutons, en pareil cas, de la sincérité ou de la capacité des personnes chargées de la pratiquer, parce que, 1.° on ne voit souvent que ce que l'on veut bien voir; 2.° qu'à moins d'être versé en anatomie pathologique; et, par conséquent, habitué à ouvrir fréquemment des cadavres, on n'est point apte à prononcer sur la nature des altérations organiques qui résultent des maladies; 3.° enfin, que, dans les choses de controverses, on cherche plutôt à faire vaincre le parti qu'à faire triompher la vérité. Il ne faut pas oublier, non plus, que les désordres qui existent dans les voies digestives des cholériques diffèrent selon le temps que la maladie a duré et surtout, ainsi que l'a judicieusement fait observer M. le professeur Capuron, suivant que le traitement a été stimulant ou adoucissant. Mais, pour être tout-à-fait convaincu que le choléra-morbus est bien une maladie aiguë, il ne s'agit que de remarquer sans prévention ce qui se passe. En effet, « n'y a-t-il pas, suivant l'observation d'un jeune médecin fort distingué, le docteur Thomas, à Tours, douleur, chaleur, afflux du sang en plus grande quantité que dans l'état normal, et produit d'un liquide d'une nature particulière. L'intestin est donc le premier organe frappé par l'agent cholérique : la lésion qu'il éprouve est bien positive, bien déterminée, *c'est une irritation secrétoire* (1). » Ne

---

(1) Le mot est ingénieux. V. le précis de la constitution médicale de Tours, pendant le 2.e trimestre de 1832.

sont-ce pas là tous les signes de l'inflammation ? Et si quelquefois il n'y a pas de douleur fortement ressentie dans le ventre, c'est qu'il existe une sorte de sidération qui détruit si rapidement la sensibilité organique, que le malade ne peut exprimer ses souffrances. Suivant nous, l'affection qui se rapproche le plus dans ses effets du choléra, c'est la gangrène des intestins qui a ordinairement lieu par excès de phlogose.

D'ailleurs, recourons encore à des faits, toujours plus puissants que nos meilleurs raisonnements : n'a-t-on pas vu, pendant l'existence du choléra, que toute cause capable de produire le trouble dans les fonctions du tube alimentaire, devenait une cause déterminante de cette maladie ? M. Chevalier, membre du conseil et de la commission centrale de salubrité de Paris, n'a-t-il pas prouvé que les malades, atteints les premiers à Paris du choléra, étaient des hommes habitués à boire de l'eau-de-vie à jeûn ? (1) La même remarque n'a-t-elle pas été faite en Amérique aussi bien que dans les pays parcourus par M. Sophianopoulo, où la soupe est mangée mélangée d'eau-de-vie ? (2) Pourquoi cette prédilection de la part du choléra-morbus ? Elle s'explique facilement, puisque chez les individus habitués aux boissons alcooliques il existe une irritabilité permanente de l'estomac et des intestins. Donc ils sont fortement prédisposés au choléra.

N'est-il pas permis de penser avec M. Reynaud, professeur à l'école de médecine de la marine du port de Toulon (3), que l'usage immodéré du kari, du bétel et de l'eau de l'hoogly, où l'on jette les corps des bengalis qui, à cause de la cherté des bûchers, ne peuvent être consumés par le feu, devient une cause puissante de développement du choléra dans l'Inde ?

---

(1) *Journal des Connaissances Usuelles*. Cahier de mai 1832.

(2) V. sa relation des épidémies de choléra-morbus observées en Hongrie, Moldavie, Gallicie, et à Vienne en Autriche, dans les années 1831 et 1832.

(3) V. son coup-d'œil sur Calcutta et sur le choléra-morbus. *Annales Maritimes*, tome 23, 1830.

N'est-ce pas à la sobriété, à une vie uniforme et réglée qu'en général les couvents, les pensionnats, etc., ont dû l'avantage d'être préservés de l'épidémie cholérique ?

Quelques médecins ont attribué le choléra à une lésion du système nerveux cérébro-spinal ; mais les facultés intellectuelles, conservant à-peu-près toute leur intégrité au milieu du trouble général qui a lieu au moment de la mort, cette opinion se trouve détruite (1).

Les uns font dépendre la maladie de la lésion des nerfs trisplanchniques ; les autres, d'un état pathologique du cœur, qui consisterait dans un défaut d'énergie de ce viscère. Mais, dans le choléra-morbus, ces organes ne sont affectés que secondairement. La souffrance qu'on y éprouve est la conséquence immédiate de la gastro-entérite nerveuse.

Le mot gastro-entérite déconcerte *la Gazette Médicale* qui reconnaît cependant *que dans le choléra la membrane muqueuse gastro-intestinale est rouge, parce qu'elle a été le centre d'un afflux mécanique qui n'a point modifié sa trame, mais qui a fourni les matériaux de l'abondante sécrétion dont elle a été le siége.*

M. Gendrin, ex-rédacteur du *Journal de la Société de Médecine de Paris* (voyez les quatre derniers cahiers de 1831), dit, dans une lettre très-instructive sur le choléra-morbus, que cette maladie n'est ni inflammatoire, proprement dit, ni nerveuse ; mais qu'elle est une *altération de sécrétion gastro-intestinale.* Il prouve par des citations prises dans Arctée de Cappadoce, Cœlius Aurelianus et Celse, que ces grands peintres de la nature, comme disait Pinel, considéraient le choléra comme une maladie des *plus aiguës.* Voilà ce que les retardataires de la médecine n'auraient pas dû perdre de vue, puisqu'ils invoquent toujours les anciens, qui étaient de grands hommes.

M. Dubun-Peyrelongue, médecin des épidémies de l'arrondissement de Pontoise, dans un rapport fait au

---

(1) L'altération des facultés intellectuelles ne se manifeste pas par le délire, et consiste plutôt dans une confusion ou une hésitation de ces facultés. (*Conseil de Santé d'Angleterre.*)

Préfet de Seine-et-Oise, et qui dénote un médecin d'un grand mérite, regarde le choléra comme une sorte de *suette interne*, ou *sudation excrétoire mucoso-séreuse* (1).

Dans des réflexions sur le choléra-morbus observé à l'Hôtel-Dieu de Paris, dans le service de M. Bally, par M. Ripault, on lit ce passage remarquable : *c'est par la méthode anti-phlogistique que nous avons eu à regretter le moins de malades.* L'auteur cherche à prouver que la lésion dans le choléra consiste *dans le mouvement anti-péristaltique des vaisseaux chylifères* (2).

M. le docteur Roche considère le choléra-morbus comme une violente névrose du tube digestif qui dure très-peu de temps et passe rapidement à l'état d'inflammation vive (3).

On voit, d'après ces diverses opinions d'hommes distingués dans notre profession, que, sans admettre un état inflammatoire dans le choléra-morbus, ils n'en placent pas moins le siége dans le bas-ventre, ce qui ne paraît pas encore suffisamment démontré à tous ceux qui ont écrit sur cette maladie. Cependant pourquoi les ceintures de laine ont-elles été si recommandées comme préservatifs du choléra? Qui a pu suggérer l'idée de ces caléfacteurs en fer-blanc qu'on appliquait sur le ventre après le développement du choléra?

Si tous les médecins, à l'exemple de MM. Broussais, Sophianopoulo, de la Grèce; Gravier, de Pondychéri (4); Renauldin, de Paris (5); Menard, de Lunel (6); Geoffroy (7); Thomas, de Tours, etc., avaient reconnu que le choléra-morbus est une maladie aiguë ou inflammatoire (gastro-entérite-spasmodique), il y aurait eu moins de victimes, parce que le traitement en eût été généralement plus rationel. Mais quels

---

(1) *Journal de la Société de Médecine de Paris.* Août 1832.
(2) Paris. Octobre 1832.
(3) *Journal de la Société de Médecine de Paris* Sept. 1831.
(4) *Annales de la Médecine physiologique*, t. 11, p. 267.
(5) *Gazette Médicale.*
(6) *Ibid.*
(7) Art. choléra du *Grand Dictionnaire des Sciences Médicales.*

remèdes, tous plus bizarres, plus opposés les uns que les autres, n'ont pas été mis en usage contre ce redoutable fléau ? (1) Ces paroles du grand Bacon trouvèrent-elles jamais une application plus opportune ? « La multitude des médicaments, dit-il, et les formules compliquées sont les enfants de l'ignorance. » Quoi qu'il en soit, un grand nombre de médecins, sans s'être prononcés sur la nature du choléra, n'en ont pas moins recouru au traitement anti-phlogistique, parce que l'expérience leur a appris qu'il était le plus efficace (2).

Pour terminer ce qui est relatif à la nature particulière du choléra-morbus, nous demanderons de bonne foi, à tous les gens sensés, si le médecin qui admet que c'est bien une maladie inflammatoire ou une simple irritation du tube-digestif, agit moins sagement, moins philosophiquement que celui qui déclare qu'il n'y comprend rien; mais, dira-t-on, qui nous prouve que vous avez plutôt raison que nous ? Nous répondrons que les

---

(1) Parmi les remèdes qu'on a jusqu'ici essayés contre le choléra-morbus, et toujours d'après l'idée qu'on s'est formée de l'étiologie de cette maladie, se trouvent l'acétate de plomb, le punch, le charbon, l'opium, l'éther, le mercure, le ratanhia, le sulfate de quinine, le sel de Glaubert, l'ipécacuanha, le protoxide d'azote introduit dans les voies aëriennes, le phosphore, le camphre, l'arsenic, le musc, la thridace, le gaz oxigène, la serpentaire de Virginie, l'huile de croton tiglium, le sous-nitrate de Bismuth, l'acétate de morphine, le laudanum à haute dose, l'extrait de noix-vomique, la belladone, l'eau de laurier-cérise, l'acide hydroptorique, l'acide pyro-ligneux, l'extrait aqueux de racine de colombo, le ginseng, le guaco, le moxa, l'huile de cajéput, les injections de liquides salins dans les veines, l'huile à l'intérieur et à l'extérieur, la transfusion artérielle et veineuse, le galvanisme, l'électricité, la ventilation, l'électro-puncture, la ligature circulaire des membres, la vésication de la région vertébrale au moyen d'une bande de flanelle trempée dans l'huile de térébenthine et l'ammoniaque, sur laquelle on promène lentement un fer à repasser bien chaud, la vésication avec l'eau bouillante, etc.

Nous ne pensons pas que tous ces remèdes doivent être tout-à-fait proscrits ; mais nous croyons que, dans la plupart des cas, ils ont été mal appliqués.

(2) M. le docteur Cox, médecin à Nantes, a traité avec avantage le choléra à Manille, par les anti-phlogistiques. V. sa thèse, 1824.

faits parlent suffisamment en faveur de cette opinion. Du reste, nous nous empressons d'en enregistrer un tellement patent, qu'il n'a pu échapper au moins clairvoyant; c'est la prompte justice que la raison populaire a faite de ces remèdes excitants administrés sous forme de potions dans le début du choléra : en général, ils augmentaient les accidents, et dès-lors l'idée d'empoisonnement est tout naturellement venue se présenter à l'esprit de ceux qui se contentent des apparences si souvent trompeuses.

Suivant nous, voilà le siége et la nature du choléra-morbus bien établis. Nous allons maintenant nous occuper de savoir si cette maladie peut être considérée comme contagieuse.

La question de la contagion et de la non-contagion du choléra-morbus a vivement préoccupé les esprits à Nantes comme ailleurs. Rien ne prouve que le choléra-morbus asiatique soit contagieux, c'est-à-dire qu'il puisse se communiquer par le contact médiat ou immédiat d'un individu malade à un individu sain, tandis qu'une foule de circonstances se réunissent pour prouver sa non-contagion. Ainsi, il a éclaté subitement dans des lieux tout-à-fait exempts de communications avec des points infectés, et ne s'est pas manifesté dans des lieux exposés à des relations continuelles avec des lieux en proie à l'épidémie. Des médecins français (1) nouveaux Desgenettes, envoyés à Varsovie, en 1831, se sont inoculés courageusement du sang d'un cholérique, sans contracter le choléra. « On a vu, dans les hôpitaux, des malades ordinaires se servir impunément des vêtements non fumigés ni ventilés d'individus atteints du choléra. »

« Le plus grand nombre des médecins qui ont touché, frictionné, respiré l'haleine froide et sentant légèrement le brûlé des cholériques, et qui ont procédé à l'ouverture d'individus morts du choléra qui, même pour quelques-uns, ont goûté des matières vomies, n'ont point

---

(1) V. L'intéressante *Relation Historique et Médicale du choléra-morbus de Pologne*, par M. Brierre de Boismont, envoyé à Varsovie avec M. le Gallois.

essuyé la maladie et ne l'ont point portée dans leur famille. » Bien plus, comme l'a fait observer M. Sandras, des infirmiers consacrés au service des cholériques dans les hôpitaux, obligés de vivre sans cesse au milieu des malades, de se mettre sans cesse en contact avec eux et avec toutes leurs émanations, couchant au milieu d'eux, n'ont point été atteints par l'épidémie (1). Des mères et nourrices frappées de choléra ont continué d'allaiter leurs enfants, pendant et après la maladie, et ces derniers en ont été exempts. Des enfants, pris de choléra, ne l'ont point communiqué à leurs mères, quoiqu'ils fussent nourris au sein par elles. La disparition subite du choléra et son retour brusque ne parlent-ils pas contre la contagion (2) ? « Le nombre des médecins atteints de l'épidémie, dit M. le docteur Gendrin (3), a été de 25 à 30 dans une ville (Paris), où dix-huit cents médecins exerçaient journellement et étaient en contact avec les malades dans les hôpitaux et en ville, et cependant à peine si 15 à 20 ont eu le choléra véritable. Dix ont péri : croit-on qu'une maladie contagieuse se comporterait ainsi? » Enfin, j'ai vu au Sanitat, à Nantes, une femme sexagénaire, placée par mégarde dans la salle des cholériques ; elle est morte douze jours après son entrée, mais sans avoir éprouvé le choléra-morbus.

On ne peut donc pas dire que le choléra-morbus est une maladie contagieuse, car il serait facile de l'arrêter à son début en séquestrant les premiers individus atteints, et nous ne voyons pas quelles objections solides on pourrait opposer à des faits aussi remarquables que

---

(1) Observations sur le choléra-morbus de Pologne. *Journal de la Société Médicale de Paris.* Cahier de janvier et mars 1832. L'écrit de M. Sandras est un de ceux que nous avons pris le plus de plaisir à lire. Méthode, Scepticisme raisonné, ton de vérité, saine logique, réfutation persuasive, tels en sont les caractères distinctifs.

(2) V. Les considérations sur la nature et le traitement du choléra-morbus de M. Kerckhove, médecin à Anvers.

(3) Mémoire monographique sur le choléra-morbus de l'Asie, épidémique à Paris: *Journal de la Société de Médecine de Paris.* Cahier d'avril et mai 1832.

ceux que nous venons de citer en faveur de la non-contagion du fléau asiatique.

Toutefois, on doit regretter que la demande d'expériences relatives au choléra-morbus faite, en 1831, par M. le docteur Chervin, n'ait pas été accueillie par le gouvernement français. Ce médecin philantrope demandait, alors que le choléra n'était pas encore chez nous, qu'on recueillît toute espèce d'objets contaminés par les malades atteints du choléra, qu'on les enfermât soigneusement, et qu'on les fît transporter *dans un lieu éloigné de celui où l'influence épidémique pourrait se faire sentir*, et là de se soumettre lui-même le premier à toutes les expériences qui auraient été prescrites par nos corps savants. (1)

J'ai entendu dire à quelques personnes qu'une pareille tentative serait dangereuse, impraticable. Ce jugement me parut au moins prématuré. Qu'elles apprennent d'ailleurs que, quand il s'est agi d'exposer sa vie pour le salut de ses semblables, de relever le moral d'une armée découragée ou de chercher à prouver la non-contagion d'une maladie, il s'est trouvé plus que du dévouement de la part des médecins, parmi lesquels il s'en trouve plusieurs que la France à vus naître. J'en appelle à vous généreux Valli, Desgenettes, Chervin, Mazet, Pommier, Foy, Veyrat, Pinel, Jœhnichen, qui avez risqué vos jours dans l'intérêt seul de la science et de l'humanité!

Nous devons le dire, jusqu'au moment où parurent les leçons de M. le professeur Broussais, un aveugle empirisme (qui n'est qu'une expérience fondée sur des cas fortuits) dirigeait la plupart des médecins, et les patients, soumis à des essais stériles ou dangereux, succombaient sous les coups de la maladie et des excitants. Quelle chance de succès pouvait offrir, par exemple, un système de traitement mixte, qui consistait dans l'emploi simultané de fortes infusions de fleurs de camomille romaine, ou de feuilles de menthe poivrée, données par grandes

---

(1) M. Chervin formait sa demande au président du conseil en juillet 1831.

tasses, d'émulsion d'amandes douces, de potions avec le sirop de fruits rouges, de potions avec le laudanum de sydenham, de pilules d'extrait d'opium, de lavements composés et répétés plusieurs fois dans la journée, de sinapismes sur différentes parties du corps, de six sangsues sur le creux de l'estomac et d'un peu de glace donnée à l'intérieur. Voilà ce que j'ai vu à Nantes. Le malade, qui était fort et d'une haute stature, a succombé après quelques jours de souffrance. Je me borne à cette seule citation.

Si les leçons de M. Broussais ont pu avoir un effet moral fâcheux sur les populations au moment de leur publication, ainsi que se plurent à le répandre les adversaires de ce grand praticien, elles eurent, sans contredit, l'immense avantage de contraindre les individus à des précautions hygiéniques, et, surtout, de mettre à même les médecins, qui ont le bon esprit de ne pas refuser la lumière, de quelque part qu'elle leur vienne, de traiter convenablement le choléra-morbus indien, qui était étranger à nos climats (1). Ces leçons, écrites avec un goût sévère, furent pour moi d'un grand secours dans l'emploi de la glace, et j'avoue qu'il ne me fût peut-être jamais venu à l'idée de la prescrire à des individus froids, sans pouls, bleuâtre et d'une physionomie hideuse (M.r B.), en un mot à des cadavres parlant. Je m'empressai de dire à M. le professeur Broussais que, si les feuilles quotidiennes de Paris s'étaient emparées de ses leçons à son insçu, et avant qu'il y eût mis la dernière main, il ne devait point s'en

(1) J'ai eu, plusieurs fois, des choléras sporadiques très-intenses à traiter, et, bien qu'ils offrissent à peu près les mêmes symptômes que le choléra épidémique qui vient de nous atteindre, ils étaient loin de présenter la même gravité. Ainsi, je n'ai point observé la cyanose, ni ce froid repoussant qui l'accompagne et qui ne pouvait mieux être comparé qu'à celui qu'on éprouve en touchant une grenouille. L'opium est le remède du choléra sporadique (v. notre constitution médicale de 1824 et 1825, à Nantes, *Journal de la Société de Médecine de Paris*, cahier de septembre 1826), et l'on verra plus loin, qu'il n'a pas réussi dans l'épidémie actuelle

alarmer (1); que, dans la Bretagne, qui s'honorait de lui avoir donné le jour (2), elles avaient mis les praticiens sur la meilleure voie de traitement du choléra. Vers le 15 mai 1832, le traitement anti-phlogistique était le plus généralement adopté chez nous, parce qu'il comptait déjà le plus de succès. C'est du moment où on y a eu recours dans l'hôpital temporaire du Sanitat, dans lequel je faisais une partie du service, qu'on a commencé à obtenir des guérisons.

Avant d'avoir lu les leçons de M. Broussais, et séduit par les raisons de M. le docteur Coster, de Londres (*Revue britannique*, *n.°* 11, 1831), qui voyait dans la première attaque du choléra *un accès de fièvre pernicieuse algide*, et qui proposait, comme moyen préservatif, l'usage du quinquina, je conseillai à tous mes clients de prendre du vin de cette subsance dès l'instant où le choléra d'Asie se montra à Nantes. J'y soumis même toute ma maison. Aujourd'hui, je défendrais ce moyen, parce que je le regarde comme un excitant qui pourrait plutôt déterminer le choléra chez les personne squi y seraient prédisposées, et je pense maintenant que les meilleurs préservatifs de cette maladie, que l'on peut, jusqu'à un certain point, éviter, consistent dans la tempérance, l'activité, la propreté, le calme de l'esprit, et surtout, comme l'a dit M. Meusnier de Marseille, *à ne pas se priver tout d'un coup des aliments et des boissons auxquels le corps est habitué*. Je crois devoir faire observer que plusieurs des personnes qui ont fait usage du vin de quinquina ont été obligées de

---

(1) Si des sténographes recueillirent avec tant d'avidité les paroles de M. Broussais sur l'épouvantable épidémie qui n'enlevait pas moins de huit cents personnes par jour dans Paris, c'est qu'ils avaient la conviction qu'elles seraient grandement utiles à l'humanité dans un moment où il existait une désolante scission entre les médecins de la capitale sur les moyens à opposer au choléra-morbus asiatique.

(2) La ville de Saint-Malo (Ille-et-Vilaine) se fait gloire d'être le lieu de la naissance de M. Broussais, comme celle de Quimper (Finistère) se glorifie d'avoir vu naître M. Laënnec, inventeur du stéthoscope.

le suspendre, parce qu'il leur causait des coliques ; mais qu'aucune d'elles n'a été atteinte de l'épidémie (1).

A peine le choléra-morbus épidémique se fût-il montré à Paris (du 24 au 25 mars 1832), que toutes les gazettes continrent des plans de régime dictés par le premier venu, et elles recommandaient de s'abstenir de tant d'espèces d'aliments, que, si l'on eût voulu suivre à la lettre toutes les sottises qu'elles renfermaient, on n'aurait plus rien eu à manger. Nous conseillâmes aux personnes qui réclamèrent nos avis, et qui jouissaient d'une santé parfaite, de vivre comme à l'ordinaire, parce que nous pensions, comme M. le docteur Ratier à Paris, *qu'aucun aliment n'est mauvais en lui-même, et qu'en conséquence, on peut user de tout.*

Dans la progression qui a lieu de proche en proche, dit M. Dalmas (2), il arrive quelquefois au choléra-morbus d'omettre, d'oublier, en quelque sorte, un point intermédiaire à d'autres points pour revenir ensuite sur ses pas. Il existe plusieurs preuves frappantes de ce fait singulier. Ainsi, on a vu que le choléra a fait en un seul bond le trajet de Londres à Paris, et que, de cette dernière ville, il s'est transporté à Nantes sans se montrer d'abord dans les principales cités qui la séparent de la capitale, et qui après nous, en ont subi les coups meurtriers. C'est vers le milieu du mois d'avril 1832 qu'on a pu constater officiellement la présence du choléra épidémique à Nantes. La lettre de M. Ferdinand Favre, maire de Nantes, publiée dans nos journaux quotidiens, et qui annonçait que le choléra était dans nos murs,

(1) M. Broussais et l'Académie Royale de Médecine ont signalé les inconvénients, ou, tout au moins, la *nullité d'action* de quelques prétendus préservatifs (chlorures, camphre, ail, etc.), et je pense que l'on ferait bien mieux en pareille circonstance de distribuer des vivres de bonne nature, des vêtements, du linge et du bois de chauffage aux classes nécessiteuses, que de faire jeter inutilement par les rues de grandes quantités de chlorure. L'administration a surtout surveillé les détenus, à qui elle a fait distribuer une ration de vin pendant l'épidémie.

(2) *Gazette Médicale*, cahier de janvier 1832. M. Dalmas était un des membres de la commission désignée par l'Académie Royale de Médecine, et composée de MM. Allibert, Boudard, Dubled et Sandras, pour aller étudier le choléra en Pologne.

est datée du 17 avril 1832. Loin de débuter plus particulièrement par le nord ou l'est de cette cité, en supposant avec quelques personnes qu'il nous a été apporté par la voie de l'air, il est constant, quoique quelques cas isolés aient eu lieu auparavant, que le choléra-morbus a éclaté dans le quartier de l'Hermitage, qui est un des points culminants à l'ouest de notre ville, sur la rive droite de la Loire, et en apparence le mieux situé sous le rapport de la pureté de l'air qu'on y respire ; mais où les maisons, bâties sur un roc granitique, sont resserrées et humides. Là, il a atteint les gens misérables, intempérants et se nourrissant mal. Ensuite, en remontant les bords de la Loire, il a plus particulièrement exercé ses ravages dans l'hôpital général ou Sanitat, parmi les vieillards (il faut être âgé de soixante ans pour être admis dans cet hospice); mais il y a tué aussi quelques adultes et quelques enfants.

D'après un relevé fait sur les registres, il y est mort, atteints du choléra, cent vingt individus, parmi lesquels on ne compte que quelques aliénés. Les ruelles adjacentes du Sanitat, qui sont populeuses, malpropres, peu aérées, inaccessibles à la lumière bienfaisante du soleil, et, par conséquent, toujours humides, ont été aussi fort maltraitées par l'épidémie cholérique. Le 27 avril, le choléra s'est montré sur les ponts, où il a fait beaucoup de victimes, et, le 8 mai, il régnait à-peu-près dans presque tous les quartiers de la ville ; car, on peut dire que le Marchix, le Bourgneuf (c'est dans ce quartier que sont établies les tanneries, sur les bords de la rivière d'Erdre, dont les eaux sont un peu moins dormantes depuis la formation du canal de Brest.), l'entrée des routes de Rennes et de Vannes, ont été épargnés par le fléau asiatique. Par les soins empressés de l'autorité, quatre hôpitaux temporaires furent organisés dans notre ville aussitôt l'apparition de l'épidémie. Savoir : un au Sanitat, un au Refuge, un à Saint-Jacques (où l'on construit en ce moment un superbe hôpital pour les aliénés), et un à l'Hôtel-Dieu. Tous les médecins, chirurgiens et pharmaciens furent appelés à y faire du service et y ont mis tout le zèle voulu pour combattre l'épidémie. Nous ne tairons pas non plus le dévoûment sans bornes qu'ont montré, dans ces pénibles et douloureuses circonstances, et les étudiants en médecine et les sœurs hospitalières, dites de la Sagesse (1). Notre population, qui n'aime pas moins son repos que ses

---

(1) Les médecins, chirurgiens, pharmaciens et élèves en médecine qui ont fait le service, pendant un mois, à l'hôpital temporaire du Sanitat, sont :

MM. Aublanc, Tigé, Gigougeux, Mabit, Barré, Tardiveau, Coquebert, Guesdon, Mauduit et Priou, médecins.

M. Neveu, médecin, qui venait de faire un voyage de l'Inde, étant venu se proposer de prendre part à nos travaux, fut agréé, par eux, avec reconnaissance.

MM. Hectot, Frétaud, Belville, Mercier, Leray et Saillant, pharmaciens.

MM. Renaud, Vignard, Minguet, Leroux et Mabot, élèves en médecine.

Je dois mentionner particulièrement M. Potonnier, chirurgien de l'hospice, qui a été aidé dans ses fonctions par M. Thibaud, officier de santé, pour l'activité qu'il a déployée, non-seulement auprès des cholériques du dedans, mais encore auprès de ceux qui venaient du dehors. Soins empressés, service de jour et de nuit, ouverture de cadavres, pour faire un rapprochement minutieux entre les altérations abdominales produites par la maladie et les symptômes observés attentivement au lit des patients ; avis et renseignements donnés avec aménité à tous ceux qui en demandaient. Rien ne coûtait à ce jeune homme, digne en tout point de la bienveillance et des suffrages de la commission administrative des hôpitaux.

Dans le principe, chaque médecin faisait, dans la journée, une visite à heure convenue au Sanitat, de sorte qu'à partir de six heures du matin jusqu'à dix heures du soir, et de deux heures en deux heures, l'un d'eux s'y trouvait pour voir les malades entrants. Mais ils furent bientôt à même d'apercevoir les inconvénients qui résultaient, pour les prescriptions thérapeutiques, d'une semblable distribution de service. Il fut, en conséquence, arrêté qu'un service régulier et hebdomadaire serait fait alternativement par chaque médecin. Alors le traitement était dirigé par un seul. Un des élèves était chargé de tenir le cahier de visites.

Le service irrégulier, ou d'ambulance, était fait par les élèves, qui étaient chargés d'aller constater au dehors les cas de choléra, de diriger les malades sur l'hôpital temporaire, de leur administrer les premiers secours, et d'être, jour et nuit, à la disposition du public. M. Louis de Saint-Aignan, alors préfet, accorda à chaque étudiant 150 fr. par mois.

Si je ne mentionne pas ici les noms des médecins et des étudiants qui ont été chargés du service dans les autres hôpitaux temporaires, c'est que mes démarches ont été inutiles pour me les procurer.

libertés, a fait preuve d'une entière résignation pendant les jours de deuil et de calamité publique; car, je ne sache pas que l'on soit en droit de lui adresser le plus léger acte de violence envers les hommes voués par état au soulagement de leurs semblables. Plût au ciel qu'il en eût été ainsi dans tous les lieux où le choléra a paru (1)! Durant l'épidémie, on n'a pas eu à reprocher aux riches *de ces émigrations dictées par la peur et l'égoïsme.* Calmes et désintéressés, on les a vus, au contraire, par des libéralités, subvenir au besoin des familles pauvres. Un seul de nos confrères, le docteur Camin, dont la mort excite les regrets de ceux qui avaient le bonheur de l'approcher, a succombé au choléra.

A Nantes, comme dans la majeure partie des lieux où le choléra-morbus a existé, il y a eu successivement un mouvement d'accroissement, puis de décroissement; enfin, vers le 12 juin, une nouvelle recrudescence de la maladie, qui disparaissait ensuite insensiblement ou subitement pour se montrer de nouveau. Vers le 15 octobre 1832, le choléra-morbus qui s'était développé à Nantes, touchait à sa fin. Il y a fait, y compris les cent-vingt individus morts dans le Sanitat (plusieurs étaient venus du dehors) et dans les autres hôpitaux temporaires, un peu plus de sept cent soixante-dix victimes; car, le 19 octobre 1832, on m'a fait observer

---

(1) O bienfaits de la civilisation, vous ferez-vous donc encore attendre long-temps! Et vous, masses qu'on nous vante, toi, peuple, enfin, quand n'auras-tu plus soif du sang de tes semblables? Croira-t-on qu'au XIX.e siècle, avec tant de progrès de l'intelligence, des hommes, inoffensifs et injustement prévenus d'empoisonnement, ont été immolés, en plein jour, sur la place publique, par des mains d'hommes, ou impitoyablement déchirés par des chiens ameutés contre eux! Voilà ce qui s'est passé dans Paris et ailleurs pendant la durée du choléra, et précisément au moment où la mort étendait partout son crêpe funèbre. La main destructive de l'homme, dit énergiquement M. de Maistre, n'épargne rien de ce qui vit; il tue pour se nourrir; il tue pour se vêtir; il tue pour se parer; il tue pour attaquer; il tue pour s'instruire; il tue pour s'amuser; il tue pour tuer. Roi superbe et terrible, il a besoin de tout, et rien ne lui résiste.

aux bureaux des actes civils que, dans le principe de l'épidémie, les certificats de décès de l'Hôtel-Dieu n'indiquant pas le genre de mort, quelques cholériques avaient bien pu ne pas être enregistrés comme tels. Notre ville compte, à-peu-près 72,000 habitants, sans y comprendre la population mobile, ou flottante, qui est d'environ 10,000 âmes. L'épidémie cholérique, à Nantes, a plus particulièrement sévi parmi les classes indigentes et adonnées aux boissons spiritueuses, ou fermentées. Quelques personnes riches, atteintes d'affections abdominales plus ou moins inflammatoires, ont vu leur fin précipitée par le choléra-morbus. Chez nous, il est mort de cette maladie un peu plus de femmes que d'hommes.

Nous croyons devoir faire observer, sans pouvoir toutefois en tirer aucune induction, que la *grippe*, espèce de fièvre catarrhale qui paraît avoir son siége dans la muqueuse des voies aëriennes et qui, à diverses époques, a parcouru l'Europe sous le nom d'*Influenza* (mot italien qui signifie épidémie), s'est montrée à Nantes quelques mois avant le choléra. On sait que cette maladie a précédé le choléra-morbus dans la plupart des lieux qui en ont subi les funestes atteintes. D'un autre côté, loin que les autres maladies eussent diminué ou perdu de leur intensité, ainsi qu'on l'a remarqué en d'autres endroits, pendant l'existence du choléra-morbus, on a pu remarquer qu'à Nantes le contraire a eu lieu. Les autres maladies y ont été beaucoup plus nombreuses et plus variées qu'à l'ordinaire. Aussi la mortalité, sans les cholériques, y a-t-elle été plus considérable que de coutume.

On a observé, conjointement avec le choléra-morbus, des scarlatines fort graves qui ont été accompagnées d'otorrhée et d'abcès des glandes cervicales, des petites-véroles, des varicelles, des rougeoles, des coqueluches (ces cinq maladies régnaient épidémiquement), des fièvres intermittentes, des angines couenneuses, des érysipèles, des catarrhes pulmonaires et surtout des perturbations de ventre extrêmement communes, qui tenaient sans doute à l'influence cholérique; car lorsqu'une épidémie grave vient à régner, l'expérience a prouvé que toutes les autres maladies tiennent de son caractère. On n'a point, je crois, signalé d'épizooties à Nantes, ni dans le département de la Loire-Inférieure. Après la cessation du choléra-morbus, le nombre des autres maladies a sensiblement baissé. Cette remarque a été également faite ailleurs. M. le docteur Archambault, de Tours, explique ce fait par la soustraction brusque dans la population, par l'effet du choléra, des sujets les plus propres au développement des maladies. Dans son rapport fait à la chambre des députés, M. le docteur Virey a dit que la totalité des individus atteints du choléra en France peut être évaluée à 230,000 environ, et que la totalité des décès connus de l'administration s'élève à 95,000. Mais le département de la Loire-Inférieure, suivant lui, n'aurait eu que 1048 malades et seulement 643 morts. Ce qui est fort inexact, puisque Nantes seule en compte 770.

Les seules circonstances atmosphériques un peu remarquables pendant la durée de l'épidémie à Nantes, sont relatives à l'humidité de l'air. Quoique avec une apparence de sécheresse bien constatée dans les couches inférieures, l'atmosphère n'en contenait pas moins une humidité assez forte pour la saison dans les parties élevées. La moyenne de l'hygromètre à cheveux pendant les mois de mai, juin, juillet et août 1832, ayant été plus élevée que dans les années ordinaires (1). Bien qu'il ne soit presque pas tombé de pluie, le temps n'a pas été très-découvert, et, à des journées assez chaudes, succédaient des soirées et des nuits fraîches, les vents ayant presque constamment soufflé du nord et du nord-est; mais il est digne de remarque, que, lorsque les vents venaient du côté de la mer, il y avait une augmentation dans le nombre des morts. On pourrait donc en tirer

(1) Je possède dans mon cabinet depuis 1820, une tige de fucus digitatus (goëmon), qui, par sa vertu hygrométrique m'indique parfaitement le beau ou le mauvais temps. Quand il doit pleuvoir, il devient humide et molasse, et lorsqu'il fait chaud, il est presque friable. Hé bien! pendant l'été de 1832, il n'a pas été sec plusieurs jours de suite.

cette conséquence que l'humidité aurait été défavorable à la guérison du choléra; car, avec les vents d'ouest, qui règnent le plus ordinairement à Nantes (1), il existe toujours des brouillards très-épais avec ou sans pluie.

Je vais maintenant indiquer le traitement que j'ai suivi chez les malades que j'ai eu le bonheur de guérir du choléra-morbus, remettant à une autre fois la publication d'observations détaillées, qui ne peuvent trouver place ici, et je terminerai en donnant mon opinion sur l'influence qu'ont pu produire dans la pratique les principaux écrits publiés à l'occasion du choléra-morbus épidémique qui règne en Europe depuis deux ans. *Apparent rari.*

Le traitement que j'ai adopté contre le choléra-morbus épidémique, et qui doit subir quelques modifications en raison du climat, des localités, et surtout de l'individualité du sujet et de ses habitudes, a toujours consisté dans l'emploi, 1.° des cataplasmes émollients, bien chauds sur le ventre, et des émissions sanguines au moyen des sangsues appliquées sur les points endoloris de cette partie, au nombre de douze ou quinze à la fois. Un seul de mes malades a été saigné au bras (2); 2.° de la chaleur sur les membres abdominaux, entretenue à l'aide de briques ou de tuiles chauffées au feu et entourées de lainage; 3.° des rubéfiants de la peau ou des vésicants suivant le besoin; 4.° de la glace donnée à l'exclusion de toute espèce de substances soit solides, soit liquides; car les boissons prises en abondance, provoquent le

---

(1) V. Notre aperçu topographique et physique de la ville de Nantes. *Lycée Armoricain*, 52.e liv., tome 9, page 281.

(2) Voici comment s'exprimait le Conseil de Santé d'Angleterre par rapport à la saignée dans la maladie appelée choléra-spasmodique de l'Inde dans le moment où il régnait dans le nord de l'Europe. Le moyen de traitement qui est présenté comme ayant été le plus généralement suivi de succès, lorsqu'on a pu y avoir recours, est la saignée, même dans des cas où le pouls au poignet était à peine sensible (*Journal de la Société de Médecine de Paris*. Cahier de septembre 1831, p. 412). M. le docteur Fallot, de Namur, a généralement obtenu de bons effets de la phlébotomie pendant la période algide (coup-d'œil sur le choléra). V. aussi M. Broussais.

mouvement convulsif de l'estomac, et par suite le vomissement, comme les lavements excitent les selles, quand le spasme existe encore. Toutefois, lorsque la soif était inextinguible, comme cela avait presque toujours lieu, j'ai accordé l'eau pure la plus froide que l'on pût se procurer, et qui était administrée par cuillerées à café ; mais le moins souvent possible (1).

La glace donnée seule à l'intérieur m'a paru être le moyen le plus propre à dissiper les spasmes et à empêcher l'afflux des liquides vers le bas-ventre, ou, en d'autres termes, à rompre l'état fluxionnaire concentrique et à favoriser cette réaction salutaire, toujours si impatiemment désirée par les médecins, parce qu'elle est l'augure de la guérison. Aussi, nos malades en mangeaient-ils autant qu'ils le désiraient pendant la période du froid (2) (état spasmodique ou de concentration) ; car aussitôt que la réaction ou le rétablissement de la chaleur à l'extérieur du corps (mouvement d'expansion) se faisait sentir, je la suspendais, lors même que les malades ne la refusaient pas, ce qui est arrivé quelquefois. Alors je substituais aux réfrigérants des boissons tièdes (décoction de racines d'althéa blanche, eau d'avoine, eau de gruau, eau de gomme à peine édulcorées avec le sirop de guimauve, sans aromate, ou le sucre raffiné (3), qui étaient toujours données en petite quan-

---

(1) M. Dufour de Montargis a agi bien différemment de nous. Il a guéri son fils d'un choléra grave, en lui faisant prendre d'une part *quarante-cinq litres* d'eau tirée d'un puits de cent pieds de profondeur, dans l'espace de sept heures, et de l'autre *deux cents pintes d'eau fraîche* dans six jours (*Gazette Médicale*, *n.*° 102). Ce fait me paraît tout à fait extraordinaire.

(2) Certainement, disent MM. Gaimard et Gérardin, envoyés en Russie par le gouvernement français pour étudier le choléra-morbus, si la nature a donné à l'homme souffrant une sorte de faculté instinctive pour découvrir des remèdes appropriés à la nature de son mal, on peut affirmer que l'action du froid est la seule qui soit toujours agréable aux cholériques, et qui soit toujours recherchée par ces infortunés jusqu'à leurs derniers moments (10.e *Lettre sur le Choléra*).

(3) En pareil cas, l'albumine préparée au moyen du blanc d'œuf délayé dans de l'eau, et recommandée par M. Orfila dans les empoisonnements, pourrait être utile. Mon ami Drouet, du Mans, en

tité à la fois. Lorsque les déjections par haut et par bas n'étaient pas excessives, elles ne m'inquiétaient nullement, parce qu'elles cédaient tôt ou tard aux modificateurs, et qu'en les arrêtant trop tôt, je craignais d'exposer les intestins à être irrités davantage par la présence ou le séjour des matières alvines que produit le choléra, et qui, selon M. Ducret de Fribourg, pourraient bien être de nature acide. Quand, après deux ou trois jours de calme, ou huit à dix jours à dater du début de la maladie, le besoin se faisait sentir, j'en venais d'abord au bouillon de veau pour préparer l'estomac à l'impression de liquides plus substantiels. Rien ne me paraît mieux en rapport avec l'état des voies digestives qui ont souffert que cette gelatine que l'on rend un peu sédative et diurétique en même temps, en y ajoutant de la laitue, de la carotte rouge et des amandes douces. Enfin, lorsque l'estomac était revenu à un état physiologique parfait, je permettais quelques panades, et graduellement les convalescents revenaient à leur régime habituel. Leur appétit était si prononcé, que je n'ai pas eu besoin de suivre le conseil de la *Gazette Médicale*, qui recommande l'usage du quinquina chez les cholériques pendant la première période de la convalescence, bien qu'elle déclare que *les malades éprouvent de temps à autre de légères coliques, et qu'en leur touchant un peu rudement le ventre, on les voit grimacer en signe du malaise qu'ils en ressentent.*

Lorsque les crampes étaient insupportables, et que les émissions sanguines avaient été portées assez loin, j'ai prescrit, avec avantage, la potion suivante à la dose d'une cuillerée à bouche de deux heures en deux heures, et alors toute autre boisson était interdite :

R. Sirop de karabé, une once ;
Sirop de fleurs d'oranger, demi-once ;
Eau simple, quatre onces.

Si les selles persistaient, je faisais administrer des

---

a obtenu de bons résultats dans un choléra sporadique fort intense, dont il fut atteint en 1826 à sa terre de la Guerche, en St.-Brevin, à l'entrée de la Loire.

demi-lavements amilacés avec de la décoction de têtes de pavots blancs. Quand la congestion cérébrale, toujours consécutive de la gastro-entérite, était intense, je recourais aux sinapismes aux pieds et sur les jambes, à l'application de la glace sur le front, et aux lavements émollients. Dans ce cas, je n'ai jamais appliqué de sangsues derrière les oreilles ; j'aurais craint d'augmenter l'afflux du sang vers la tête ; je préférais une saignée au bras ou au pied, ou des sangsues aux malléoles ou au siége. Un seul de mes malades a eu des vésicatoires aux jambes, qui l'ont torturé en augmentant les crampes des extrémités inférieures, et qui devenaient intolérables, quand on serrait le bandage. Ces vésicatoires n'avaient point été appliqués par moi, et l'avaient été avant que l'éréthisme fût dissipé : ils devenaient alors une cause d'irritation de plus. Je m'empressai de les sécher. J'ai fait pratiquer des frictions douces avec la main, et sous les couvertures ; mais dans l'intention de calmer les crampes des jambes, et non dans l'espérance de rappeler la chaleur à la périphérie, ce qui ne nous paraît pas possible à l'aide de ce moyen. Les liniments les plus calmants ont été employés sans avantage contre ces crampes, parce qu'elles ne sont qu'un symptôme du choléra : *Sublatâ causâ, tollitur effectus*. Je n'ai point recouru aux vapeurs chaudes de vinaigre répandues dans le lit du malade, parce qu'au Sanitat elles nous avaient paru augmenter la faiblesse des tissus organiques qui, dans la période algide du choléra ont tellement perdu de leur tonicité, que l'action de l'eau bouillante se fait à peine sentir sur l'épiderme, et que le malade n'en perçoit aucune douleur. Cependant la force musculaire est loin d'être abolie, puisque les cholériques peuvent encore sortir seuls de leur lit pour aller à la garde-robe. Nous avons remarqué que chaque fois que nous voulions réchauffer à feu nu les mains glacées de nos malades, ils en éprouvaient de grandes douleurs.

Le traitement auquel j'ai recouru contre le choléra, quoique très simple, ne m'en paraît pas moins le plus efficace : *Quò medicinâ simplicior, eò tutior*, a dit *Van-Swieten*. C'est de la doctrine du médecin que dépend le sort du malade, a dit aussi quelque part M. le professeur Broussais. Eh bien! s'il croit à l'irritation, qui est *l'élément fondamental du choléra* (M.r B.), il travaillera dès le début à le détruire, et guérira; mais, s'il voit au contraire *des humeurs morbifiques*, ou *un poison à évacuer*, ou s'il croit à la débilité, il emploiera la stimulation ou les évacuants, et fera beaucoup de mal (1).

Une personne pleine de sens (2), qui est étrangère à toute espèce de coterie, et à laquelle je disais que je penchais pour le mode de traitement adopté par M. Broussais dans le choléra, me répondit: « Il n'a point, il est vrai, été sans succès; mais il est remarquable que les systèmes les plus divers et même les plus opposés ont eu, toutes choses égales d'ailleurs, des résultats à peu près semblables, et ont été suivis de guérisons. Qu'en faut-il conclure? C'est que toutes les fois que la maladie n'est point parvenue à un certain degré d'intensité, et que la nature a pu encore lutter contre le mal, elle a presque toujours agi indépendamment des moyens de l'art. Les phlogistiques de Magendie et les réfrigérants de Récamier se disputent la même palme. Si la mortalité a été moindre dans l'hôpital dirigé par M. le docteur Broussais, on en donne des raisons qui paraissent assez naturellement expliquer un avantage dont il s'est peut-être trop prévalu. Il opérait sur des hommes

---

(1) M. Gérard est un de ceux qui ont le plus de confiance dans les émétiques contre le choléra. Mais une chose nous a frappé à la lecture de son travail, c'est qu'il déclare avoir traité *plus de cent malades par les vomitifs, et n'en avoir perdu que quinze*. Cependant la petite ville (Etain, département de la Meuse) où il n'exerce pas seul, ne compte que 2,300 habitants (*Journal de la Société de Médecine de Paris, juin* 1832). Toujours est-il, dit mon ami Gaultier de Claubry, que puisque la réunion de symptômes auxquels on donne le nom de choléra résulte évidemment d'une irritation, si ce n'est même d'une inflammation de l'estomac, on devra s'étonner avec l'auteur (M. Ferrus) que des médecins aient osé proposer et même employer des agents émétiques dans le traitement d'une semblable maladie. L'autorité des plus grands noms ne justifie pas une telle conduite.

(2) M. Frion, officier de la Légion-d'Honneur, et homme de lettres à Paris.

pour la plupart jeunes et robustes, chez lesquels la maladie avait encore fait peu de progrès ; car, aux premières atteintes du mal, il y avait ordre dans les casernes de les transporter à l'ambulance; tandis que, dans les hôpitaux civils, les malades arrivaient presque toujours dans un état désespéré, et l'on n'a pas, je crois, assez tenu compte de cette différence. » Tout cela est vrai ; mais prouve aussi que le succès était d'autant moins douteux que la maladie était plus promptement traitée. D'un autre côté, ces judicieux raisonnements ne sont pas la preuve que le traitement antiphlogistique du professeur du Val-de-Grâce, dont la clientelle civile était très-nombreuse, fût moins bon que les autres, comme on en pourra juger par la lecture de notre travail. A quelle époque de la maladie M. Magendie donnait-il le punch? Si je suis bien informé, c'est pendant la période algide, et, si l'on ne m'a pas trompé, il saignait au début du choléra.

Jusqu'au 20 août 1832, je n'ai eu à traiter à la ville que neuf cholériques, parmi lesquels il se trouvait cinq personnes étrangères à ma clientelle. Beaucoup d'autres ont été dirigés sur les hôpitaux, parce que, malgré toutes les peines que j'aurais pu me donner, mes soins eussent été infructueux; car que peut faire le médecin auprès d'une personne qui manque de tout? Si les hôpitaux ont été établis pour les malheureux, c'est surtout dans cette circonstance qu'ils sont indispensables, car le choléra est la seule maladie qui ne souffre point d'expectation. Chez tous mes malades, le début du choléra a été brusque, c'est-à-dire sans prodromes. Deux d'entr'eux avaient été condamnés par plusieurs de nos confrères qui blâmaient notre système de traitement. Je n'ai perdu qu'un malade ; c'était un enfant de sept ans très-volontaire, qui, la veille, avait mangé beaucoup de fruits verts, et bu de l'eau et du vin très-froids en assez grande quantité, après s'être échauffé. Il fut cyanosé et refroidi une demi-heure après le début du choléra. Sa mère, qui nous contrariait sur tous les points, n'a pas cessé de lui donner du vin et de l'eau dans l'intention de le réchauffer. La mort a eu lieu au bout de six heures. Quoique les autres malades, qui étaient des gens aisés, et bien portants fussent pris de tous les symptômes graves du choléra-morbus, c'est-à-dire de douleurs très-vives dans le ventre, de vomissements et de selles blanches fréquentes, de crampes violentes qui leur arrachaient des cris perçants (chez M. R., la contraction tétanique des extenseurs des jambes était si forte, que les gros orteils touchaient presque le devant des jambes), de refroidissement général (M. M. a été froid pendant trois jours), de suppression totale d'urine et de l'absence complète du pouls, ils n'ont pas moins guéri. La solution de la maladie a eu lieu sans crise appréciable, et la convalescence n'a pas été très-longue. Chez tous, à l'exception de deux, la cyanose n'a pas été très-marquée. Un de mes malades, M. Renaud, élève instruit, et qui a fait un service très-pénible dans l'hôpital temporaire du Sanitat (1), a eu à vingt lieues de Nantes, à Landevieille, dans la Vendée, une récidive grave de choléra déterminée par un écart de régime. On le stimulait à l'intérieur, et le danger augmentait. Ne pouvant me rendre près de lui, je recommandai un traitement tout-à-fait adoucissant, en engageant le médecin qui lui donnait des soins à ne voir que de l'irritation, et le malade me remercia *de lui avoir sauvé la vie une seconde fois.* J'ai remarqué chez plusieurs cholériques convalescents des éruptions anomales, d'apparence différente. On sait qu'elles sont le plus ordinairement consécutives aux gastro-entérites. Aucun de mes malades n'a perdu les ongles à la suite du choléra comme cela est arrivé à plusieurs individus dans notre ville. Chez les cholériques que j'ai traités, une cause occasionnelle est toujours venue agir de concert avec la cause prédisposante. Le plus ordinairement, il y a eu indigestion

(1) Ce jeune homme, par suite de fatigues et de veilles éprouvées auprès des cholériques, est tombé très-gravement malade du choléra, et a eu une convalescence fort longue. N'ayant pu prendre lui-même sa dernière inscription de l'année à l'école secondaire de médecine de Nantes, elle lui a été refusée, parce que le registre était clos. Mais une attestation de ses chefs de service lui sera sans doute délivrée, afin qu'elle puisse suppléer en temps et lieu à cette inscription.

causée par la surcharge de l'estomac, ou spasme produit par l'ingestion de boissons froides pendant que le corps était fatigué et en sueur. Je ne crois pas cependant qu'il y ait eu à Nantes, et comme on semblait le redouter, plus de cholériques les jours qui suivaient ceux où les classes inférieures se livrent aux goûts grossiers et aux mauvais conseils de la faim et du besoin. Puisque nous faisons notre profession de foi médicale, nous dirons encore que ce qu'on est convenu d'appeler *cholerine*, est pour nous le premier degré du choléra, et que nous n'admettons pas plusieurs espèces de choléra-morbus, savoir : le chaud, le froid ou algide, le spasmodique, l'asphyxique, etc. ; car ces divers états ne sont que les degrés des différentes périodes de cette maladie. C'est en voulant les combattre une à une et en faisant par conséquent la médecine du symptôme, de tout temps réprouvée, que la plupart des praticiens ont commis des fautes graves en troublant ainsi les actes de la nature (*natura morborum medicatrix*), dont ils n'ont pas assez tenu compte dans cette épidémie. Le choléra a, comme toutes les maladies, divers degrés ou périodes à parcourir, et, si le médecin vient en troubler le cours par des indications thérapeutiques fausses ou intempestives, la guérison est impossible. Attaquez le mal dans son essence (état phlegmasique du tube intestinal) ; observez attentivement la succession progressive et régulière des symptômes qui doivent avoir lieu dans le choléra ; ne prescrivez jamais de boissons brûlantes ; ne vous hâtez pas d'arrêter les évacuations par les opiacés (1), ni de vouloir, bon gré malgré, réchauffer le malade, soit en le frictionnant à outrance, soit en le chargeant de couvertures, soit en le plaçant dans un bain chaud ou en le soumettant à l'action d'un bain d'enveloppe (2) ; que

---

(1) L'opium et ses préparations, disent MM. Gaimard et Gérardin (Loc. cit.), administrés comme base essentielle du choléra algide, n'ont point justifié l'espoir qu'on en avait conçu : on a fini par les proscrire en Russie, en Prusse et en Autriche. M. Castel pense qu'il n'est pas rationel d'arrêter trop brusquement le vomissement.

(2) Mon ami le docteur Busseuil, chirurgien de premiere classe

les soins que vous lui prodiguerez soient administrés avec intelligence et sans bruit; faites naître autour de lui l'espérance; enfin « de vie et de bonheur, chargez l'air qu'il respire (*Ducis*), » et vous compterez des succès. Car, comme l'a dit M. Broussais, le choléra-morbus est une des maladies qui peuvent le plus prouver la puissance de la médecine. Si tous les médecins étaient d'accord sur ce point, on verrait des prodiges. La France se distinguerait sous le rapport médical, parmi toutes les autres nations; elle aurait aussi vaincu le choléra, mais cela n'est pas possible. Désirer l'unanimité, l'uniformité de pensées, c'est une chimère, une utopie dans laquelle aucun homme raisonnable ne peut donner.

Jugement sur les principaux ouvrages publiés à l'occasion du choléra-morbus actuel.

Ouvrage de M. le professeur Broussais. — C'est l'œuvre du génie. Il réunit à la nouveauté des idées l'indication d'un mode de traitement nouveau, dont aucun médecin ne s'est plaint après y avoir recouru. Point de phrases inutiles. Les mots vont aux choses et les choses à leur but. En un mot, c'est le code clinique du choléra-morbus.

Ouvrage de M. Sophianopoulo. — C'est l'ouvrage d'un ami de l'humanité, à laquelle il se dévoue tout

---

de la marine, officier de la Légion-d'Honneur, m'a dit que ce bain employé dans l'Inde contre le choléra, consistait à placer le malade entouré d'une couverture de laine sur un lit de sangle, et à verser sur lui de l'eau la plus chaude possible, jusqu'à ce qu'il soit réchauffé et son pouls revenu. Alors on l'enveloppe dans une autre couverture de laine, et on le porte dans son lit, où on le laisse jusqu'à ce que la sueur ait lieu.

C'est la réaction que l'on veut obtenir; mais que la nature tend toujours à provoquer. C'est dans ce but que l'appareil propre à élever la température de l'air dans lequel le malade se trouve de 50 à 55 degrés en 10 minutes, a été imaginé. Voyez-en le dessin en tête du rapport de MM. Allibert, Bondard, etc.

entier, qui fait un aveu sincère et généreux de ses fautes; qui proclame l'excellence du traitement anti-phlogistique dans le choléra, parce que, dans tous les pays où sa philantropie l'a conduit, ce traitement, substitué au traitement stimulant, lui a valu, ainsi qu'à ses confrères désabusés, des succès éclatants. L'écrit de M. Sophianopoulo sert de complément à celui de M. Broussais.

Rapport à l'Académie Royale de Médecine. — On doit cette justice honorable à M. Double, auteur de ce rapport, qu'il a donné avec franchise et d'une manière générale son opinion sur le choléra et son traitement. Mais le silence qu'il a gardé sur le mode de traitement tout spécial indiqué par M. Broussais a lieu d'étonner. Cet ouvrage ne peut servir de guide pour traiter convenablement le choléra, et, sous ce rapport, ne me paraît pas, comme les deux précédents, destiné à servir aux progrès et au perfectionnement de la science médicale sur un point qu'une funeste expérience nous a mis à même d'étudier et de bien connaître.

Gazette Médicale de Paris, ou Journal Spécial du choléra-morbus. — M. Jules Guérin, son principal rédacteur, qui, sans doute par respect pour l'ombre du spirituel et caustique Miquel, son prédécesseur, n'a point voulu apostasier, n'a point d'opinion arrêtée sur *l'entité choléra*. Il déclame contre la doctrine physiologique *quand même*. Du reste, sarcasmes, passion, critique plus que sévère des ouvrages si féconds et si lumineux du médecin que l'opinion publique désigne comme le premier de notre époque (1), voilà ce que

---

(1) Les détracteurs de M. Broussais, que M. Sophianopoulo appelle le père de la médecine moderne, auront beau faire, sa doctrine lui survivra. *La doctrine physiologique est partout*, dit mon ami, le docteur Esmein fils, qui est bien fait pour la comprendre (*Journal de la Section de Médecine de Nantes*, 29.e *livraison*), *et partout elle oppose un mur d'airain à l'obscurantisme médical.* Mais, le sort des hommes d'esprit est de se laisser quelquefois entraîner au-delà des bornes, et M. Barras a osé dire au rédacteur de *la Gazette Médicale: Vous avez bien fait de ne pas insérer en entier, dans votre journal, les leçons de M. Broussais sur le choléra-morbus.* Cette conduite est in-

l'on trouve dans son journal, qui ne servira qu'à attester l'impuissance de la polypharmacie contre le choléra-morbus épidémique et la versatilité, ainsi que le néant de l'éclectisme (1).

Cabinet de lecture. — Je mentionne ici ce répertoire plein d'attraits, et qui orne déjà un grand nombre de bibliothèques, parce qu'il contient plusieurs articles sur le choléra, que nous devons à la plume élégante, polie et énergique de M. le docteur Ratier, de Paris. Ce médecin, ami éclairé de la vérité, ne s'est point montré celui du pouvoir, ni de l'édilité, et partout où il a vu le mal, il l'a signalé avec courage. En traçant la conduite du médecin au moment d'une épidémie, il a joint l'exemple au précepte. *On le voit*, dit-il, *calme et dévoué, sans jactance, prodiguer ses soins à tous ceux auxquels il les doit, sans se négliger lui-même, afin d'être plus long-temps en mesure d'être utile.* Sous le rapport hygiénique, les articles de M. Ratier ont dû rendre et rendront de grands services. Ils prouvent d'ailleurs la justesse de cette proposition: *C'est au fond des détails que se trouvent souvent de trop tristes vérités* :

Je termine ici l'exposé sommaire de ce que j'avais à dire sur le choléra-morbus asiatique qui a décimé la population jusque dans l'extrémité occidentale de l'Europe, et qui, d'après les conjectures de quelques personnes étrangères à l'art de guérir, pourrait bien devenir désormais une maladie habituelle de notre belle

---

fâme et déloyale ; c'est commettre un délit. C'est, puisque vous le critiquez, condamner un honnête homme sans instruire son procès; c'est un crime de lèze-humanité.

(1) M. Guérin a consigné dans son journal tout ce qu'on a bien voulu lui adresser sur le choléra. Mais on peut lui faire cette question de M. Ratier, qui, après avoir parlé des méthodes de traitement si disparates employées dans le choléra par les médecins de Paris, qui cependant avaient un bel exemple à suivre, dit, avec raison : *Que choisir au milieu de ces doctrines opposées qui prétendent chacune à la supériorité la plus incontestable?* M. Ratier, quoique partisan de la doctrine physiologique, n'a rien dit de M. Broussais. On doit le regretter.

France. Cependant, déjà à peine s'il en est mention dans les lieux qui en ont subi les funestes atteintes. J'ai eu la franchise d'avouer toute l'admiration que m'inspirent les talents si remarquables de Monsieur le professeur Broussais, et que ne peuvent pas partager ses contemporains, trop jaloux de sa gloire. Mais il a dû lui arriver ce qui est survenu à tous les hommes de génie qui ont dominé les idées de leur siècle et renversé la plupart de celles qui existaient avant eux. Plusieurs écrivains, mus par des sentiments divers, l'ont attaqué; mais, dans leur vol impuissant, ils n'ont pu le suivre jusque dans les régions où il s'est élevé. Nous ne lui ferons pas l'injure de vouloir le disculper, et nous nous bornerons à dire que la doctrine de l'irritation, dite encore physiologique, parce qu'elle est basée sur une physiologie plus positive que celles qui l'ont précédée, doit plaire à tous les esprits non prévenus; elle nous oblige à chercher l'organe qui, en souffrant, est la source de tous les symptômes. En localisant pour ainsi dire le mal, et en en assignant le siége, nous nous efforçons davantage de le découvrir par la pensée que quelque viscère souffre nécessairement; car, il ne faut pas perdre de vue, qu'après la mort on trouve toujours, ou presque toujours, les traces d'une affection pathologique évidente.

Le système de M. Broussais, qui est l'aurore des plus grandes vérités médicales, a donc apporté et beaucoup de changements heureux et une médication sensiblement meilleure pour ceux qui n'outrent rien et qui ont quelque discernement.

Quel que soit le sort de la doctrine physiologique, qui, faute d'être bien connue, pourrait bien être délaissée, on ne pourra du moins méconnaître dans l'auteur du traité des phlegmasies chroniques, de l'examen des doctrines médicales et des systêmes de nosologie, du traité de physiologie appliquée à la pathologie et du fameux traité de l'irritation et de la folie, un homme supérieur, un médecin habile, qui ne dut qu'à lui seul tout ce qu'il fut. Mais il ne faut point se le dissimuler : « *Pour les jugements en toutes choses, il faut attendre les effets du temps et se reposer sur le calme de l'avenir. Quel-*

ques années ont à peine passé sur nos cendres que déjà les querelles du jour s'amortissent, les réputations se classent, et le mérite, dédaigné par la sottise ou comprimé par l'intrigue, reprend sa place dans tout son éclat. La postérité arrive et met à leur rang les écrivains, les peuples et les rois. (1) »

Nous avons publié nos observations sur le choléra-morbus épidémique, parce que nous avons pensé que, dans les circonstances insolites où nous venons de nous trouver par rapport à la présence de ce fléau dévastateur dans notre patrie, tout médecin devait compte à la Société des efforts qu'il a faits pour le combattre. Nous attendons avec une vive impatience le moment où une commission spéciale, qui sera sans doute prise dans le sein de l'Académie Royale de Médecine et qui sera chargée par le gouvernement français d'examiner tous les documents demandés par M. le Ministre du Commerce et des Travaux publics aux médecins des lieux envahis par l'épidémie, fera son rapport. Alors, on pourra juger et définitivement connaître laquelle des diverses méthodes de traitement employées contre le choléra-morbus en France, où les variations atmosphériques ont dû peu influer sur sa marche, devra, à l'avenir, mériter la préférence. Si nos prévisions s'accomplissent, nos vœux seront comblés; car la méthode antiphlogistique l'emportera, et la renommée proclamera M. Broussais, l'un des premiers bienfaiteurs de l'humanité.

---

(1) M. Coquerel.

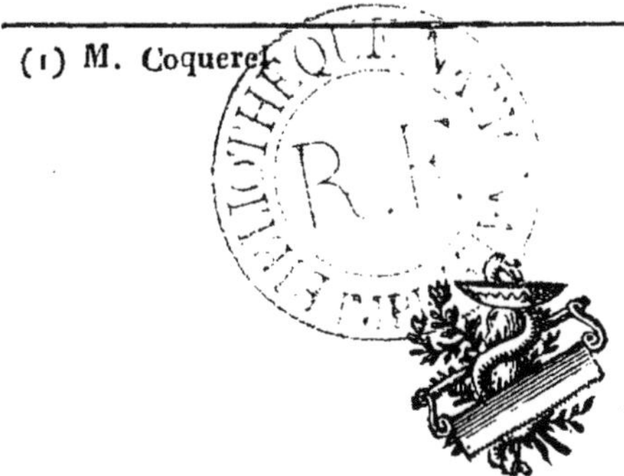

www.ingramcontent.com/pod-product-compliance
Ingram Content Group UK Ltd.
Pitfield, Milton Keynes, MK11 3LW, UK
UKHW021027200726
13857UKWH00004B/1644

9 782013 041256